Dr. Sagarika Mishra

Piolhos em diferentes raças de galinhas: um estudo

Dr. Sagarika Mishra

Piolhos em diferentes raças de galinhas: um estudo

ScienciaScripts

Imprint

Any brand names and product names mentioned in this book are subject to trademark, brand or patent protection and are trademarks or registered trademarks of their respective holders. The use of brand names, product names, common names, trade names, product descriptions etc. even without a particular marking in this work is in no way to be construed to mean that such names may be regarded as unrestricted in respect of trademark and brand protection legislation and could thus be used by anyone.

Cover image: www.ingimage.com

This book is a translation from the original published under ISBN 978-620-2-05478-2.

Publisher:
Sciencia Scripts
is a trademark of
Dodo Books Indian Ocean Ltd. and OmniScriptum S.R.L publishing group

120 High Road, East Finchley, London, N2 9ED, United Kingdom
Str. Armeneasca 28/1, office 1, Chisinau MD-2012, Republic of Moldova, Europe
Printed at: see last page
ISBN: 978-620-7-91957-4

Índice:

DEDICADO A

OS MEUS QUERIDOS PAIS

RECONHECIMENTO

"JAI JAGANNATHA SWAMI ,NAYANAPATHAGAMI BHABATUME"

JAI JAGANNATHA

*Em primeiro lugar, presto homenagem a **"LORD JAGANNATH"** e **"MAA KATAKCHANDI"**, o misericordioso e compassivo. Acredito que as suas bênçãos desenvolveram em mim o espírito e a coragem para que esta tentativa seja bem sucedida.*

Neste percurso auspicioso, mas longo e turbulento, estou profundamente grato a muitas pessoas que deram contributos incalculáveis para a conclusão da minha tese, algumas identificadas abaixo e outras, com as devidas desculpas, talvez involuntariamente esquecidas. Nunca teria sido capaz de terminar a minha tese sem a orientação dos membros do meu comité, a ajuda dos amigos e o apoio da minha família. Aproveito esta oportunidade para expressar a minha gratidão a todos os que me apoiaram ao longo da minha pós-graduação.

*É com grande prazer que aproveito esta oportunidade para exprimir o meu profundo sentimento de gratidão à minha querida orientadora e conselheira principal, a **Dra. R. P. Pednekar**, professora assistente do Departamento de Parasitologia Veterinária, BVC, Mumbai, pelos seus conhecimentos e orientação proficientes, sugestões consistentes, ajuda diligente, inspiração contínua, tratamento cordial e bênçãos durante o curso do presente estudo. A sua supervisão meticulosa e a sua ajuda incansável no meio da sua agenda preenchida durante a minha pós-graduação são dignas de louvor.*

*Estou grato ao **Dr. M. L. Gatne, Ph**.D., Professor e Diretor do Departamento de Parasitologia Veterinária da Faculdade de Veterinária de Bombaim e membro do Comité Consultivo pela sua valiosa orientação, sugestões e encorajamento durante o trabalho de investigação.*

*Expresso a minha sincera gratidão e agradecimento ao **Dr. S. H. Dalvi**, Professor Associado, Departamento de Bioquímica Veterinária e Membro do Comité Consultivo, pelas suas valiosas sugestões, encorajamento e apoio na realização do trabalho de investigação. Estou* *especialmente grato ao **Dr. G. P. Bharkad**, Professor Associado, ao **Dr. J. G. Gudewar** e ao **Dr. S. Y. Shirale**, Professores Assistentes do Departamento de Parasitologia Veterinária, pela sua preciosa orientação, sugestões oportunas, apoio, inspiração, consolação, propostas de peritos e relações cordiais durante o curso do estudo.*

*Estou muito grato ao **Dr. Bharti Singh**, Diretor do CPDO, ao **Dr. Satyanarayana Swain** e ao **Dr. Sudarshan Sethi,** directores-adjuntos do CPDO, por terem demonstrado grande interesse, dado sugestões valiosas e me terem ajudado na recolha de amostras. Estou igualmente grato à **Dra. Harshada**, ao **Dr. Prashant** e a todos os membros do CPDO por me terem ajudado a recolher as amostras necessárias para o estudo.*

*Agradeço ao **Dr. A. M. Paturkar**, Reitor Associado, e ao BVC pela sua atitude generosa ao disponibilizar as instalações necessárias para a realização do trabalho de investigação.*

*Estou imensamente grato ao meu colega de departamento do mestrado, **Dr. Sachin Dadas,** pelo seu apoio e ajuda sem reservas durante o curso do meu estudo. Gostaria também de agradecer aos meus queridos seniores **Dr. Sayali, Dr. Vijay** e **Dr. Lopa** e ao júnior **Dr. Mahesh**. Não perderei esta oportunidade de agradecer aos meus queridos amigos de Odisha, **Dr. Satya**, **Dr. Rameshwar** e **Sanjay,** pelos seus melhores votos e por terem trazido uma essência caseira. Os meus agradecimentos estão também reservados aos meus colegas de outros departamentos, **Bhagyashree, Swati, Madhu, Jyoti, Poonam, Puja Shilpi, Heenal, Ovi, Prachi, Dipti, Priyanka**. Os seus rostos sorridentes significam muito.*

*Muito obrigado ao **Sr. P. B. Jori,** ao Sr. **Arjun Shinde** e ao **Sr. Nana Baviskar,** pessoal não docente do nosso departamento, pela sua ajuda sincera durante o meu trabalho de investigação.*

*Gostaria de agradecer especialmente as contribuições do meu amigo **Dr. Barada**, que me ajudou nas estatísticas. Muito obrigado por ter estado presente sempre que precisei.*

*Meras palavras nunca corresponderão ao quantum de amor incondicional, sacrifícios e paciência que recebi dos meus pais. O meu vocabulário não é suficiente para exprimir o meu reconhecimento aos meus venerados pais, **Satyapriya Mishra** e **Anasuya Mishra,** cuja inspiração,* *encorajamento e afeto contínuos me fizeram ganhar moral durante o período de estudo, em todas as esferas da minha vida. Como disse o famoso filósofo Geroge Santayana, a família é uma das obras-primas da natureza, e eu creio que tenho a melhor. Por último, mas não menos importante, quero agradecer às pessoas que significam o mundo para mim, a minha irmã mais nova **Niharika** e o meu irmão mais velho **Snehasish**, pelos seus cuidados e palavras de consolação de sempre.*

*Considero-me realmente abençoado por ter o melhor departamento dos BVC, na minha opinião. Na maioria das vezes, os rostos sorridentes e as palavras de consolação são muito mais úteis. Eu simplesmente adoro fazer parte do **BVC** e especialmente ser estudante do departamento de Parasitologia.*

Data:

Local: MumbaiMiss   *. Sagarika Mishra*

Resumo

No presente estudo, registou-se a prevalência de diferentes espécies de piolhos em aves de capoeira pertencentes a explorações organizadas e a sistemas de quintal. Na exploração organizada, a prevalência foi de 100% e nas aves desi locais foi de 62%. Entre todas as aves examinadas, verificou-se que *Lipeurus caponis* (41,30%) era a espécie mais predominante. As outras espécies de piolhos encontradas, por ordem decrescente de ocorrência, foram *Cuclotogaster heterographus* (40,87%), *Menacanthus* spp (31,74%), *Menopon gallinae* (18,70%), *Goniodes gigas* (4,35%) e *Goniocotes gallinae* (2,61%). Os piolhos encontrados no presente estudo revelaram uma especificidade regional acentuada. A cabeça, as asas e o corpo foram as três regiões que revelaram uma maior taxa de ocorrência de piolhos. *O Cuclotogaster heterographus* e o *Lipeurus caponis* foram encontrados predominantemente nas regiões da cabeça e da asa, respetivamente. Do mesmo modo, o *Menacanthus* spp e o *Menopon gallinae* foram encontrados predominantemente na região do corpo. As aves da exploração avícola organizada do CPDO pertencentes a quatro raças distintas, nomeadamente WLH, Aseel, Giriraj e Kadaknath, também revelaram diferenças estatisticamente significativas ($P<0,05$) na taxa de ocorrência de diferentes espécies de piolhos. *Goniocotes gallinae* não foi encontrado nas raças WLH, Aseel e Kadaknath, enquanto *Goniodes gigas* não foi encontrado nas raças WLH, Aseel e Giriraj. A eficácia do tratamento com deltametrina e cipermetrina sob a forma de pulverização revelou uma eficácia de 100%, uma vez que todas as aves WLH e Aseel tratadas foram consideradas negativas em relação aos piolhos após o tratamento. O impacto destes tratamentos na produção de ovos também foi observado comparando a produção de ovos uma vez por mês antes e um mês após o tratamento; há um aumento estatisticamente significativo na produção de ovos após os tratamentos ($P<0,05$).

प्रबंध सारांश

सदर शोधनिबंधामध्ये मुंबईतील विलायती आणि देशी कोंबडयांवर आढळणा—या विविध जातींच्या उवांचे सर्वेक्षण करण्यात आले. या पहाणीमध्ये विलायती कोंबडयांमध्ये उवांचा प्रादूर्भाव १०० टक्के तर देशी कोंबडयांमध्ये उवांचा प्रादूर्भाव ६२ टक्के इतका आढळून आला. या पाहणीमध्ये एकंदर सहा जातींच्या उवा आढळून आल्या. एकंदरीत लायपेयुरिस कॅपोनिस या जातींच्या उवांचा प्रादूर्भाव सर्वाधिक प्रमाणात (४१.३०टक्के) आढळून आला. त्या खालोखाल इतर जातींच्या उवांचा प्रादूर्भाव अनुक्रमे कुक्लूटोगॅस्टर हेटेरोग्राफस साठी ४०.८७ टक्के मेनाकॅन्थस साठी ३१.७४ टक्के मेनोपॉन गॅलिनेगाठी १८.७० टक्के इतका आढळून आला. सर्वात कमी प्रादूर्भाव गोनीओडस गायगॅस (४.३५ टक्के) आणि गोनिओकॉटस गॅलिने (२.६१ टक्के) या दोन जातींचा आढळून आला. बाधाग्रस्त पक्षांच्या शरिराच्या विविध भागांचे सर्वेक्षण केले असता डोक्यांवर, पंखांवर आणि धडांवर उवांचे प्रमाण जास्त असल्याचे आढळून आले. कुक्लुटोगॅस्टर हेटेरोग्राफस आणि लायपेयुरस कॅपोनिस यांचे प्रमाण डोक्यावर आणि पंखांवर जास्त प्रमाणात तर मेनोपॉन गॅलिने आणि मेनाकॅन्थस यांचे प्रमाण धडावर जास्त आढळून आल. बाधाग्रस्त पक्षावर सापरमेथ्रिन किंवा डेल्टामेथ्रिन या औषधांच्या द्रावणाची फवारणी केली असता त्यांची उवांचे निर्मूलन क्षमता १०० टक्के आढळून आली. बाधाग्रस्त पक्षांमध्ये औषधांची फवारणी केल्यानंतर अंड्यांच्या उत्पादन क्षमतेमध्ये संख्याशास्त्राच्या निकषानुसार लक्षणीय वाढ झाल्याचे आढळून आले.

Vita

A autora, Miss Sagarika Mishra, nasceu em 15 de[th] abril de 1991 no distrito de Cuttack, em Odisha. Foi educada na cidade de Bhubaneswar, onde obteve o diploma do ensino secundário na "Unit 9 girls high school, Bhubaneswar, no ano de 2006. Em seguida, ingressou na "Ramadevi womens automonous university, bhubaneswar" e passou no exame de certificado do ensino secundário superior com a primeira classe no ano de 2008.

Em seguida, frequentou a faculdade de veterinária de Odisha, da Universidade de Agricultura e Tecnologia de Odisha, para concluir a sua licenciatura. Concluiu a sua licenciatura em Ciências Veterinárias no ano de 2013.

A autora, interessada na disciplina de Parasitologia Veterinária, ingressou no Bombay Veterinary College, Parel, para a sua pós-graduação.

Capítulo 1
1. INTRODUÇÃO

As aves podem ser encontradas praticamente em todas as cidades do mundo. Vivem lado a lado com os seres humanos como fonte de alimento, passatempo e para fins experimentais. Na Índia, a carne de aves de capoeira representa quase 20% de toda a carne, com um aumento projetado de 20% na produção por ano (Kansal *et al.*, 2014). A produção de aves de capoeira é uma das actividades agrícolas economicamente importantes na Índia, que está a crescer rapidamente de acordo com os dados recentes e aumentou para 12,13% (19th livestock census 2012) em apenas cinco anos. A Índia é o maior produtor de ovos e o nono maior produtor de carne de aves de capoeira do mundo, produzindo cerca de 34 mil milhões de ovos e cerca de 600 000 toneladas de carne de aves de capoeira. A carne de aves de capoeira foi aceite como uma das mais importantes fontes de proteínas animais para os seres humanos na Índia e noutros países. Na Índia, a criação de aves de capoeira é uma longa tradição e as populações rurais dependem deste sistema com poucos factores de produção, em comparação com os sistemas comerciais de grande escala, que utilizam tecnologias relativamente avançadas.

Como todos os outros animais, também as aves de capoeira sofrem de uma vasta gama de doenças e a infestação por ectoparasitas é uma delas. Vários problemas de saúde podem afetar as aves, mas as infecções parasitárias desempenham um papel importante. Os efeitos do parasitismo por piolhos nas aves são frequentemente graves, incluindo atrasos no crescimento, baixa produção de ovos e suscetibilidade a outras infecções. Os piolhos das aves de capoeira são parasitas obrigatórios que não voam, são ovíparos e passam toda a sua vida no seu hospedeiro. Todos os piolhos das aves de capoeira têm peças bucais mastigadoras e alimentam-se de escamas de pele seca, tecidos de crostas e partes de penas. Também se alimentam de sangue quando a pele da ave e os espinhos das penas são perfurados. Os piolhos encontram-se normalmente na pele e nas penas e podem passar de uma ave para outra quando as aves estão em contacto próximo. Sabe-se também que os ectoparasitas diminuem o sucesso reprodutivo das aves e que, em caso de infestação intensa, podem enfraquecêlas e diminuir a sua resistência. Os ectoparasitas causam irritação, interferem com o consumo de alimentos e, por conseguinte, estão associados a emaciação, anemia e, eventualmente, perda de produção. (Soulsby, 1982).

Embora não se saiba que os piolhos das aves de capoeira transmitam quaisquer agentes patogénicos aviários, a presença de piolhos acompanha frequentemente um mau estado de saúde atribuído a outras causas, sendo especialmente prejudicial para as aves jovens, em que um elevado número de piolhos pode causar perturbações do sono Os piolhos Amblyceran podem causar irritação da pele, inquietação, enfraquecimento geral e cessação da alimentação. Por conseguinte, há perda de peso, capacidade de postura inferior e lesões cutâneas que podem tornar-se o local das infecções secundárias (Mullen e Durden, 2002).

A irritação é o principal efeito causado pelos piolhos nos seus hospedeiros. As aves tornam-se inquietas e não se alimentam nem dormem bem. Podem ferir-se ou danificar as penas bicando ou coçando as zonas irritadas pelos piolhos. O peso corporal e a produção de ovos podem diminuir. Os piolhos podem reduzir a esperança de vida do hospedeiro. Os piolhos Ischnoceran podem reduzir o efeito de termorregulação da plumagem, pelo que as aves fortemente infectadas perdem mais calor do que as outras. A presença de piolhos é uma desvantagem no contexto da rivalidade sexual.

Em geral, cada espécie de piolho está confinada a uma determinada espécie de aves de capoeira, embora algumas possam passar de uma espécie para outra quando as aves estão estreitamente associadas. Todos vivem continuamente em hospedeiros com penas e morrem rapidamente se forem removidos. Os piolhos diferem nas suas localizações preferenciais no hospedeiro, e estas preferências deram origem aos nomes comuns aplicados a várias espécies. Estas incluem quatro espécies de amblíceras - Menacanthus *cornutus*, *M. stramineus*, *M. Pallidulus* e *Menopon gallinae* - e oito espécies de ischnocerontes - *Cuclotogaster heterographus*, *Goniocotes gallinae*, *Goniodes dissimilis*, *Goniodes gigas*, *Lagopoecus sinensis*, *Lipeurus caponis*, *L. tropicalis* e *Oxylipeurus dentatus*. A maioria destas espécies é cosmopolita e, aparentemente, altamente adaptada a várias regiões geográficas e condições climáticas (Sychra *et al.* 2008).

Na Índia, a taxa de prevalência de ectoparasitas fitopteros nas aves indianas não está bem documentada (Chandra *et al.,* 1990, Singh,1999). Por conseguinte, existe pouca informação disponível sobre a prevalência da infestação por piolhos e os efeitos deletérios causados por estes ectoparasitas na saúde das aves de capoeira. Tendo em conta estes aspectos, o presente trabalho de investigação foi realizado com os seguintes objectivos gerais em mente

1. Determinar a prevalência da infestação por piolhos nas aves de capoeira.

2. Identificar as espécies de piolhos que ocorrem nas aves.

3. Determinar a eficácia dos insecticidas habitualmente utilizados

Capítulo 2

2. REVISÃO DA LITERATURA

2.1 Prevalência do piolho das aves de capoeira

Neste capítulo, a literatura relativa aos piolhos das aves é revista, com especial referência à prevalência, epidemiologia, efeitos nocivos, impacto económico e estratégias de controlo.

Deshpande (1962) estudou 142 espécies diferentes de aves para registar a incidência de ectoparasitas na região de Bombaim. Das 142 aves examinadas, 75 eram galinhas. A prevalência de ectoparasitas nas aves de capoeira foi de 45%. O autor registou *Menopon gallinae, Menacanthus stramineus, Menacanthus cornutus, Lipeurus caponis, Lipeurus tropicalis, Cuclotogaster heterographus, Goniocotes gallinae, Goniodes gigas e G.dissimilis*

Kumar & Sahai (1974) estudaram a prevalência de sete espécies de piolhos pertencentes à subordem Mallophaga em todas as galinhas desi de Patna, Bihar, e concluíram que a incidência colectiva de *Menacanthus stramineus, Menopon gallinae, Goniodes gigas, G. dissimilis, Cuclotogaster heterographus e Lipeurus tropicalis era de 70%.*Também registaram a ocorrência de *Goniodes dissimilis, Lipeurus tropicalis e Cuclotogaster heterographus* pela primeira vez no país, enquanto as restantes quatro espécies foram registadas pela primeira vez no Estado de Bihar.

Panda *et al.* (1992) registaram 14 espécies de ectoparasitas recolhidas em 192 galinhas desi de Orissa. Todas as aves examinadas albergavam mais do que uma espécie de parasita. As duas espécies de piolhos patogénicos, *Menacanthus stramineus* e *Menopon gallinae*, eram altamente prevalentes, com uma taxa de infestação de 71,98%. Catorze espécies de ectoparasitas, nomeadamente *Menopon gallinae, Menacanthus stramineus, Lipeurus caponis, L.tropicalis, Goniodes gig as, Goniocotes gallinae, Echidnophaga gallinacea, Cnemidocoptes mutans, Dermanyssus gallinae, Ornithonyssus bursa, Megninia ginglymura, Plerolichus obtusus,*

Dermoglyphus elongates e *Speleognathopsis galli* foram registadas em 192 galinhas desi.

Trivedi *et al.* (1992) examinaram 1249 aves de 15 localidades diferentes em Dehradhun para registar a prevalência e a intensidade da infestação por piolhos nas aves de capoeira. Os autores encontraram 743 (59,5%) aves infestadas com uma ou outra espécie de Mallophaga. Do total de aves infestadas, 84 eram machos. A incidência de piolhos nos machos foi de 60,71% e nas fêmeas foi de 59,4%. Verificou-se que *Menopon gallinae* (44,7%) era a espécie de piolho mais prevalente nas aves de capoeira, seguida de *Menacanthus cornuatus* (40,4%), *Menacanthus straminaseus* (26,2%), *Goniocotes gallinae* (19,2%), *Goniocotes disimillis* (14,3%), *Lipeurus caponis* (13,8%), *Lipeurus lawrensis tropicalis* (9,2%) e *Goniodes gigas* (4,8%).

Saxena *et al.* (1996) registaram a prevalência de *Menopon gallinae* em aves de capoeira da região de Garhwal, Uttar Pradesh. Das 1000 aves examinadas em 18 localidades diferentes entre 1992 e 1994, 67,6% estavam infestadas com *M. gallinae*.

Njunga (2003) encontrou galinhas infestadas com sete espécies de piolhos mastigadores, três pertencentes ao grupo dos amblíceros (*Menacanthus cornutus, M. stramineus* e *Menopon gallinae)* e ao grupo dos ischnoceranos (*Cuclotogaster heterographus, Goniocotes gallinae, Goniocotes microthorax e Lipeurus caponis*). Foram encontrados piolhos mastigadores em todas as aves examinadas, tendo cada ave alojado de uma a seis espécies. A espécie predominante foi *G. gallinae*, com 65% de ocorrência, seguida de *M. gallinae* (25%), *M. stramineus* (5%), *M. cornutus* (3%) e *L. caponis* (2%). As espécies menos frequentes de piolhos, *C. heterographus* e *Goniocotes microthorax*, foram encontradas em poucos indivíduos de galinhas de um bando. A análise dos dados sobre a ocorrência de diferentes espécies de piolhos revelou que 12% das aves infectadas apresentavam uma única espécie de piolho e os restantes 88% tinham uma infeção mista, incluindo duas a seis espécies diferentes de piolhos. Uma análise mais aprofundada dos dados relativos à infeção mista revelou que 30% das aves estavam infectadas com três espécies de piolhos, enquanto 27% e 25% das aves tinham duas e quatro espécies de piolhos, respetivamente. As infestações de cinco e seis espécies de piolhos mastigadores (3% em cada caso) foram as menos frequentes. A infestação por *G. gallinae* e *M.*

gallinae foi a combinação mais comum nas aves portadoras de duas espécies. As espécies hematófagas, *M. stramineus* e *M. cornutus*, só foram encontradas em 9 e 2 bandos (n = 31), respetivamente.

Saxena *et al.* (2004) examinaram 510 galinhas de doze localidades diferentes do distrito de Rampur, U.P., entre julho de 2000 e agosto de 2002, e verificaram que 60,9 % das aves estavam infestadas por uma ou outra espécie de *Phthiraptera*. Por ordem decrescente, as espécies de prevalência de piolhos foram *Menopon gallinae* (51,3%), *Goniocotes gallinae* (25,4%), *Lipeurus lawrensis tropicalis* (15,8%), *Lipeurus caponis* (11,5%), *Menacanthus cornutus* (8,1%), *Goniodes dissimilis* (7,9%) e *Lipeurus heterographus* (6,9%). Verificou-se uma correlação positiva significativa entre a taxa de prevalência média mensal e a temperatura média mensal, bem como o fotoperíodo. A taxa de prevalência foi significativamente mais elevada nas aves com mau estado de saúde e plumagem deficiente.

Chaddha *et al.* (2005) registaram a incidência de ectoparasitas em aves de capoeira no vale de Palam, em Himachal Pradesh. Um total de 517 aves de aldeia não descritas e 396 aves de criação da raça White Leghorn (WLH) em Palampur e arredores foram submetidas a um rastreio de ectoparasitas durante um ano. A prevalência de infestação por piolhos foi mais elevada (59,76%) nas aves de aldeia do que nas aves de Leghorn branco (42,42%). Foram detectadas quatro espécies de piolhos *Menopon gallinae*, *Menacanthus stramineus*, *Goniocotes gallinae* e *Lipeurus caponis* e uma espécie de ácaro (*Ornithonyssus bursa*) tanto nas aves da aldeia como nas da exploração. A incidência de *Menopon gallinae* foi registada como sendo mais elevada na aldeia (49,5%), bem como nas aves de criação (32,82%).

Goel *et al.* (2005) estudaram a prevalência e a intensidade dos parasitas fitopteros em aves de capoeira, *Gallus domesticus*, de Meerut, Índia. Foram recolhidos piolhos de 100 aves infestadas. Foram encontradas seis espécies, nomeadamente *Menacanthus cornutus*, *M.stramineus*, *Menopon gallinae*, *Lipeurus lawrensis tropicalis*, *Goniocotes gallinae* e *Goniodes dissimilis*. Sessenta e cinco (65%) das aves estavam infestadas com *Menopon gallinae*, enquanto 20% estavam infestadas com o piolho tropical da galinha, *Lipeurus lawrensis tropicalis, tendo Goniocotes gallinae* sido observado em 15% das aves examinadas. Goniodes dissimillis em 8% e *Menacanthus stramineus* e *M.cornutus* estavam presentes numa ave. Trinta e oito (38%) aves eram portadoras de uma única espécie, 26% estavam infestadas com duas espécies, 4% com três e 2% com quatro espécies de piolhos.

Bindulakshman *et al.* (2007) estudaram a prevalência de infestação por piolhos em aves domésticas em Wayanad, Kerala. Verificaram que 18% das aves examinadas estavam infectadas com diferentes espécies de piolhos, *nomeadamente Menacanthus stramineus, Menopon gallinae, Columbicola columbae* e *Goniocotes bidentatus*, tendo também registado a incidência de *Goniocotes bidentatus* pela primeira vez em Kerala.

Rani *et al.* (2008) efectuaram um estudo para determinar a prevalência de ectoparasitas em aves desi e comerciais dos distritos de Tirunelveli e Namakkal de Tamil Nadu, respetivamente. Das 400 aves desi e 500 aves comerciais examinadas, verificou-se que 298 aves desi e 270 aves comerciais estavam infestadas de ectoparasitas. Entre os ectoparasitas encontrados, *Echidnophaga gallinacea* (6,7%) só parasitava aves desi. Três espécies de piolhos *Menopon gallinae* (46,3 e 25,18%), *Lipeurus caponis* (29,10 e 10%) e *Gonioides gigas* (9,0%) foram observados apenas em aves desi. Duas espécies de ácaros *Megninia ginglymura* (64,8%) e *Ornithonysus bursa* foram observadas em aves comerciais e desi, respetivamente.

Um estudo faunístico de ectoparasitas foi realizado por Salam *et al.* (2009) durante um período de dois anos, de janeiro de 2005 a dezembro de 2006, em galinhas de diferentes áreas do vale de Caxemira. O rastreio de 478 aves revelou uma infestação por piolhos com uma prevalência global de 100%, dos quais 97,69% de aves com várias espécies. A prevalência de várias espécies de piolhos, durante o inverno, a primavera, o verão, o outono e a prevalência global, respetivamente, foi de 90,32%, 99,14%, 100%, 98,34% e 96,86% para *Lipeurus caponis*; 33,87%, 48,71%, 57,75%, 39,66% e 44,76% para *Goniodes gigas*; 29,83%, 32.47%, 45,68%, 32,23% e 34,93% para *Menopon gallinae*; 28,22%, 32,47%, 39,65%, 32,23% e 33,05% para *Menacanthus cornutus*; 16,12%, 19,65%, 25%, 18,18% e 19,66% para *Goniocotes gallinae* e 6,45%, 12,82%, 13,79%, 4,95% e 9,41% para

Eomenacanthus stramineus. Assim, a influência sazonal na natureza e intensidade da infestação foi evidente.

Mekuria e Dezahegn (2010) realizaram um estudo transversal de novembro de 2008 a abril de 2009 para identificar e estimar a prevalência de ectoparasitas de aves de capoeira em explorações de criação intensiva e de quintal na cidade de Wolayta Soddo, na região de nacionalidades e povos do sul da Etiópia. Foram seleccionadas trezentas e oitenta e quatro galinhas utilizando a técnica de amostragem aleatória sistemática. Os ectoparasitas foram recolhidos de diferentes partes do corpo, incluindo raspagem da pele do pernil. Concomitantemente, foram também registados a idade, o sexo e outros factores de risco. Os resultados mostraram que quatro géneros (piolhos, pulgas, ácaros e carraças) e seis espécies de ectoparasitas foram recuperados em aves de capoeira de quintal e nenhum em sistema de produção intensiva. A prevalência da infestação por parasitas externos no sistema de produção de quintal foi de 88% para os piolhos, 16,5% para as pulgas, 8,1% para os ácaros e 9,2% para as carraças. *Menopon gallinae* 49% (139/284) foi a espécie de ectoparasita mais prevalente, seguida de *Cuclotogaster heterographus* 40% (115/284), enquanto *Cnemidocoptes mutans* (8,1%) foi o ectoparasita menos frequente. Verificou-se uma diferença significativa na prevalência de infestação por piolhos entre galinhas jovens e adultas (P<0,05) com um rácio de probabilidades de 5,2.

No estudo efectuado por Kansal e Singh (2014) em Meerut, foram examinadas 82 galinhas, das quais 58 (70,73%) estavam infestadas com diferentes ectoparasitas. Das 58 aves infectadas, 31% apresentavam uma infeção única, 44,82% apresentavam uma infeção dupla e 24,13% apresentavam uma infeção tripla. Uma delas estava infetada com mais de três ectoparasitas. No total, foram encontrados 10 tipos diferentes de ectoparasitas em aves de capoeira. A prevalência mais elevada de 75% foi registada para os ácaros das aves de capoeira (*Ornithonyssus bursa* e *Dermanyssus gallinae*), seguidos de *Argas persicus* (50%), *Lipeurus lawrensis tropicalis* (22%), *Goniocotes gallinae* (15%), *Menacanthus cornutus* (14%), *Goniodes dissimilis* (8%), *Echidnophaga gallinacae* (4%) e *Menacanthus stramineus* (3%).

Audi *et al.* (2014) realizaram um estudo sobre a prevalência de piolhos das aves em quatro explorações seleccionadas na metrópole de Kano para determinar as espécies de piolhos, a abundância de piolhos e a prevalência percentual nas quatro explorações avícolas. Foram examinadas duzentas e quarenta aves de quatro explorações avícolas em Kano, nas zonas de Tofa, Fagge, Brigade e Gwarzo, durante os meses de fevereiro e março de 2013. As aves foram escolhidas aleatoriamente e observadas à luz do dia com a ajuda de lentes de mão e pinças de dissecação para facilitar as recolhas. A prevalência de piolhos e a abundância média variaram significativamente ($P<0,001$) entre as quatro explorações avícolas *Menacanthus cornutus* (85,5%) foi considerado mais prevalente do que *Goniodes gigas* (14,5%). Todas as explorações examinadas albergavam piolhos, tendo a exploração avícola Brigade registado a prevalência mais elevada (95%). A idade das aves, a disponibilidade de aves por espaço e a frequência da mudança de cama foram parâmetros que contribuíram para a prevalência de *Menacanthus cornutus*.

2.2 Eficácia do inseticida

Quigley *et al.* (1946) estudaram o efeito do DDT nos ectoparasitas das aves de capoeira. A fim de estudar o valor do DDT no controlo dos piolhos, adicionou-se DDT técnico (Merck) a pirofilite finamente moída a uma taxa de 2 %, 10 % e 20 % em peso. As aves incluídas eram poedeiras adultas confinadas a baterias de postura, apresentando uma infestação pesada de piolhos do corpo. As misturas de DDT foram aplicadas no abdómen, dorso, debaixo das asas, peito e partes do pescoço pelo método do saleiro. Foi assegurada uma boa distribuição. O DDT foi considerado eficaz contra os piolhos a 2%, 10% e 20%, mas o controlo inicial é bastante lento, exigindo até 48 horas. Este método proporcionou proteção até 30 dias. Foi feito um esforço para reinfestar as galinhas tratadas 30 dias mais tarde, utilizando um aspirador de sucção para transplantar de 25 a 50 piolhos adultos para as aves tratadas, sem conseguir estabelecer a reinfestação.

Alicata *et al.* (1946) efectuaram um estudo numa exploração avícola local no Havai, em que um bando de cerca de 150 galinhas Leghorn brancas adultas foi encontrado infestado de piolhos e ácaros. O autor estudou o efeito de insecticidas, *nomeadamente* o DDT (diclorodifeniltricloroetano), uma formulação a 10% de "Lethane A-70",1 "NH Dust",2 fluoreto de sódio, fluossilicato de sódio, pó de enxofre, rotenona, piretro, nicotina (diluição de "Black Leaf 155") e sulfato de nicotina ("Black Leaf 40") sobre os piolhos. Foram feitas observações comparativas sobre a eficácia de dez insecticidas durante um período de 48 horas. Estes insecticidas foram testados na mesma quantidade, em peso, contra os piolhos do corpo *(Menopon gallinae, Goniocotes gallinae, Eomenacanthus stramineus),* os piolhos da asa *(Lipeurus caponis)* e os ácaros da asa *(Pterolickus obtusus)* das galinhas. Entre os vários insecticidas utilizados, a formulação de 10% de "Lethane A-70" e a concentração total de "NH Dust" foram consideradas superiores às outras formulações de insecticidas testadas na sua capacidade de matar todos os piolhos e ácaros acima indicados num período de 48 horas. O DDT a cinco por cento, o fluoreto de sódio não diluído e o pó de fluossilicato de sódio não diluído foram tão eficazes como o "Lethane A-70" ou o "NH Dust" a 10 por cento na sua capacidade de matar todos os piolhos do corpo e das asas.

Roberts *et al.* (1947) testaram o HCH contra piolhos de aves de capoeira. Três aves infestadas com *Menacanthus stramineus* foram confinadas numa pequena gaiola em que o poleiro tinha sido pintado com uma suspensão aquosa de HCH. Após 15 minutos, foram observados vários piolhos, mortos ou temporariamente imobilizados, na ponta das penas acima do respiradouro. Após 2 horas, não mais de 50% dos piolhos permaneciam nas aves, e os que estavam presentes pareciam lentos ou quase completamente inactivos. Ao fim de 7 horas, apenas cerca de 10% dos piolhos se encontravam nas aves, e estes estavam aparentemente mortos. Não havia piolhos nas aves 20 horas após o tratamento. Pouco tempo depois, foi efectuada uma busca de piolhos mortos na gaiola. No total, foram retirados 35 piolhos mortos do poleiro e do tabuleiro. Não foram encontrados piolhos vivos em nenhuma parte da gaiola. Uma galinha fortemente infestada com *M. stramineus* foi colocada na gaiola com as aves desparasitadas, 48 horas depois de o poleiro ter sido pintado. Após 24 horas, o estado das aves infestadas e sem piolhos não se alterou; os piolhos da quarta ave ainda estavam presentes e activos, enquanto as outras 3 aves estavam limpas. Os autores partiram do princípio de que a tinta inseticida molhável utilizada neste estudo foi eficaz na destruição dos piolhos durante um período de quase 48 horas, mas foi ineficaz a partir daí.

Prelezov *et al.* (2007) efectuaram uma investigação para comparar a eficácia de alguns insecticidas no controlo da malofagose em galinhas. Neste ensaio, foram utilizadas 24 galinhas com 4 meses de idade infectadas experimentalmente com *Menopon gallinae*; *Eomenacanthus stramineus*; *Menacanthus cornutus* (Amblycera) e *Goniocotes gallinae* (Ischnocera). As aves foram distribuídas aleatoriamente por três grupos experimentais e um grupo de controlo. As aves dos grupos experimentais foram tratadas com uma solução de cipermetrina a 0,1 %, permetrina a 2 % ou propoxur a 1 %. A intensidade da infeção após o tratamento foi determinada às 2, 4 e 6 horas do mesmo dia e, posteriormente, uma vez por semana durante um mês. Logo às 6th horas após o tratamento, a infeção por piolhos foi completamente eliminada em todos os grupos tratados e este resultado manteve-se até ao final da experiência. Os resultados mostraram que o tratamento único com as doses recomendadas da formulação inseticida eliminou completamente a infeção por piolhos mastigadores nas galinhas.

Hanem *et al.* (2013) estudaram a prevalência de infestações por piolhos entre pombos na província de Gharbia, Egipto, e compararam a eficácia lousicida do óleo de cânfora (CAM) com a da d-fenotrina (DPH) e da deltametrina (DMT) contra *Columbicola columbae*. Os pombos foram classificados em quatro grupos (25 pombos cada). As aves foram pulverizadas com CAM a 8% e algumas gotas de Tween 80, DPH a 9%, DMT a 0,005% (50 mg/L ou 1 ml/L), e o grupo de controlo foi pulverizado com água destilada e algumas gotas de Tween 80. A prevalência de infestações por piolhos foi de 85% (340 em 400, 550 ±50 piolhos/ave, e o intervalo de infestação foi de 100-800). Todos os piolhos tratados *in vitro* com CAM e DPH a 1% morreram uma hora após o tratamento e os valores de letalidade foram de 0,25% e 0,28%, respetivamente. Os valores do tempo letal foram de 6,50 e 2,30 min após o tratamento com 0,004% CAM e DPH, respetivamente. Os tratamentos *in vivo* indicaram que as infestações de piolhos foram quase completamente eliminadas 7 dias após o tratamento com CAM e DPH e 14 dias PT com DMT. Tosse temporária, espirros e inflamações oculares sem dermatite foram observados entre as aves pulverizadas com DMT.CAM tem um potencial para o desenvolvimento de um produto novo e seguro para o controlo dos piolhos das aves.

2.3 Importância económica

Edgar *et al.* (1945) estudaram o efeito do *Eomenacanthus straminaeus* em galinhas adultas. As galinhas com piolho negativo tiveram uma produção média 11,17% superior à das galinhas com piolho positivo. Concluiu-se que os piolhos do corpo causam uma perda na produção de ovos e que isso é economicamente compensador. A taxa de mortalidade foi 3,7% mais baixa nas galinhas piolho-negativas do que nas piolho-positivas. No entanto, a diferença não foi significativa. As galinhas com piolho negativo tinham, em média, um peso corporal mais pesado do que as galinhas com piolho positivo após 5 a 6 meses do seu primeiro ano de postura. Com base nestes resultados, os autores consideram que a infestação por piolhos nas aves de capoeira tem significado económico.

De Vaney (1975) estudou os efeitos de infestações pesadas de *M. stramineus* sobre a produção de ovos, o peso corporal, o consumo de ração, o tamanho dos ovos e o tamanho da ninhada de galinhas Leghorn brancas enjauladas. Além disso, a influência da infestação de piolhos foi também avaliada em três fases distintas, *nomeadamente* no momento da postura, no auge da produção e no declínio da produção de ovos. O tamanho médio dos ovos das galinhas infestadas e das galinhas de controlo foi calculado para cada teste. O autor constatou que havia uma diferença significativa na produção de ovos na 26ª semana[th] . A diminuição do consumo de ração, do peso corporal e do tamanho dos ovos foi evidente com o aumento da população de piolhos no corpo.

Os piolhos amblíceros podem causar irritação da pele, inquietação, enfraquecimento geral e cessação da alimentação. Perda de peso e capacidade de postura inferior, e lesões cutâneas que podem tornar-se locais de infecções secundárias (Mullen e Durden, 2002).

Njunga (2003) registou um índice corporal médio e uma produção de ovos inferiores em bandos de aves de capoeira clinicamente infectados com piolhos do grupo amblícero (*Menacanthus. cornutus, M. stramineus* e *Menopon. Gallinae*) e do grupo ischnocerano (*C. heterographus, Goniocotes gallinae, Goniocotes microthorax* e *Lipeurus caponis*).

Jain *et al.* (2006) registaram seis espécies de piolhos, *nomeadamente Menopon gallinae e Menacanthusstramineus* da família Menoponidae e   *Cuclotogaster heterographus, Lipeurus caponis, Goniocotes gallinae e Goniodes gigas* da família Philopteridae da Índia. De acordo com os autores, *o Cuclotogaster heterographus* é o piolho mais perigoso dos pintos que se alimenta de resíduos de tecidos. Actividades como a alimentação em detritos da pele, escamas e movimentos rápidos podem soltar penas que podem depois ser arrancadas pelo hospedeiro. A irritação pode causar perda de sono e interrupção da alimentação, com a consequente perda de produção. Tudo isto leva a uma diminuição da produção de ovos nas aves de capoeira.

Bhatia *et al.* (2007) registaram a infestação de *Menopon gallinae e Menacanthus stramineus, Cuclotogaster heterographus, Lipeurus caponis, Goniocotes gallinae e Goniodes gigas* em explorações avícolas na Índia. De acordo com os autores, *Menopon gallinae* é a espécie do piolho mais comum nas aves de capoeira, ocorrendo abundantemente ao longo do ano. Também causa incómodo às aves. *O Menacanthus stramineus* parece estar muito disseminado na Índia e, por vezes, revelou-se uma praga grave das galinhas adultas e dos frangos jovens. Os autores também afirmaram que o *Lipeurus (=Cuclotogaster) heterographus* é o piolho mais nocivo, responsável por causar grande mortalidade nos frangos, o que pode estar associado a perdas económicas substanciais.

Capítulo 3

3. MATERIAIS E MÉTODOS

Os piolhos das aves estão associados a uma variedade de lesões, como dermatites, plumagem desgrenhada e sintomas como inquietação e perturbações do sono, e o desempenho produtivo das aves infectadas com piolhos é fraco, o que conduz a perdas económicas. Por conseguinte, foi realizado um estudo para registar a prevalência de diferentes espécies de piolhos em aves poedeiras e o seu efeito na produção de ovos. Foi também avaliada a eficácia dos ectoparasiticidas habitualmente utilizados.

O presente estudo foi realizado em aves de capoeira organizadas e desi, de março a maio de 2015, na região de Mumbai. A exploração avícola organizada pertencente à Central Poultry Development Organization (CPDO), Mumbai, era constituída por cerca de 1200 aves poedeiras pertencentes às raças WLH, Kadaknath, Giriraj e Aseel. No estudo de prevalência, foram incluídas cerca de 10% das aves seleccionadas aleatoriamente de cada unidade da CPDO. Também foram incluídas no estudo aves Desi provenientes do mercado local e de unidades avícolas de quintal. O presente estudo incluiu todas as 130 aves de explorações avícolas organizadas e 100 aves desi do mercado local e de unidades avícolas de quintal. Todas as aves incluídas no estudo foram seleccionadas aleatoriamente e observadas sob luz solar intensa com a ajuda de uma lente manual potente.

3.1 Recolha de fatias (Platel)

Cada ave foi cuidadosamente examinada, separando as penas e abrindo as asas, com a ajuda de uma potente lente manual para detetar a presença de piolhos. O corpo da ave foi dividido em quatro regiões: i. Cabeça e pescoço, ii. Asa, iii. Corpo e iv. Região da penugem. Os piolhos das respectivas regiões foram recolhidos com a ajuda de uma pinça de plástico romba em frascos de vidro contendo álcool a 30% e devidamente rotulados. O piolho foi destacado cuidadosamente para evitar a decapitação e engarrafado com um rótulo que indicava a identidade do hospedeiro, o centro de recolha, o local de infestação, a intensidade nesse local, a data de recolha e o número da amostra. Os espécimes foram levados para o laboratório para posterior identificação.

3.2 Processamento de piolhos para a preparação de uma montagem permanente

Dez por cento dos espécimes de cada garrafa foram processados sistematicamente para a preparação de montagens permanentes de acordo com o método descrito por Soulsby, 1982 . Em resumo, foram efectuados os seguintes passos.

3.2.1 Desidratação:

Os piolhos recolhidos em álcool a 30% foram posteriormente desidratados utilizando graus ascendentes de álcool, começando por 50%, 70%, 90% e álcool absoluto. Em cada grau de álcool, a amostra foi mantida durante 20 minutos.

3.2.2 Limpar:

Após a desidratação, os espécimes foram transferidos para um bloco de cavidades contendo óleo de cravo durante 30 minutos para limpar o exoesqueleto.

3.2.3 Montagem:

Cada espécime foi cuidadosamente colocado numa lâmina de vidro e montado com DPX. A lâmina foi deixada a secar e a solidificar, o que demorou aproximadamente 4 a 5 dias.

3.3 Identificação dos piolhos

Os piolhos foram identificados com base na chave fornecida por Sen e Fletcher (1962):

PIOLHOS:

Encomendar:

Anopleura

Subordem:

Rhyncopthirina

Siphunculata

Mallophaga

***Mallophaga*:**

Caracteres: mandíbulas presentes. Olhos rudimentares. O tórax é dividido em protórax e pterotórax. A antena é 3-5 segmentada.

Superfamílias:

1) A) Antena 3-5 segmentada (filliforme) , mandíbula vertical e palpo maxilar ausente :
Ischnocera

    B) Antena capitada e com 4 segmentos, mandíbula horizontal e palpos maxilares presentes:
Amblyocera

1) **A)** *Ischnocera:*

a) Testa amplamente arredondada com uma faixa marginal estreita e ausência da sutura clipeal.

I) A) a) i) têmpora arredondada : *Liperus (= Cuclotogaster)* **spp.**

    II) templo angulado :

- 1st /3rd antena com um apêndice no macho : *Goniodes* **spp.**

- 1st /3rd antena sem um apêndice no macho : *Goniocotes* **spp.**

b) Testa amplamente arredondada com uma estreita faixa marginal e sutura clypeal presente:
Esthiopterum spp.

    1) **B)** *Amblyocera*:

a) testa com um par de grandes processos espinhosos situados no ventre, por baixo dos palpos:
Eomenacanthus spp.

b) testa sem esse processo: *Menopon* **spp.**

3.4 Efeito dos insecticidas contra os piolhos das aves

Esta parte do estudo é efectuada no CPDO, em Mumbai. Os bandos de aves de capoeira infestados foram tratados com deltametrina ou cipermetrina. O bando não tratado serviu de controlo.

3.4.1 Preparação de soluções insecticidas:

As soluções insecticidas foram preparadas imediatamente antes da aplicação, aplicando 20 ml de deltametrina comercial em 5000 ml de água e 20 ml de cipermetrina comercial em 5000 ml de água, para obter uma concentração de 0,4 % de ingredientes activos.

3.4.2 Tratamento do bando infetado (placas 2 e 3)

Foram seleccionadas para tratamento as celas de aves de capoeira que apresentavam uma forte infestação de piolhos. As celas Aseel e WLH apresentavam uma forte infestação, pelo que foram tratadas com duas soluções insecticidas diferentes para estudar a sua eficácia. O compartimento onde se encontravam as aves Aseel tinha oito compartimentos, cada um com 18 aves. Quatro desses compartimentos foram tratados com deltametrina e os restantes foram mantidos como controlo. No caso do compartimento WLH, havia cinco compartimentos com 35 aves cada. Dos cinco compartimentos, dois foram tratados com cipermetrina e os três restantes foram mantidos como controlo. A solução inseticida foi pulverizada no corpo de cada ave, na parede do aviário e no material de cama com a ajuda de um pulverizador inseticida. Antes da aplicação do inseticida, o comedouro e o bebedouro foram retirados dos aviários para evitar qualquer risco de toxicidade. As aves foram observadas cuidadosamente para detetar eventuais efeitos secundários.

3.4.3 Observações pós-tratamento:

As aves tratadas foram cuidadosamente inspeccionadas nos dias 2nd, 4th e 7th e após um mês para detetar a presença de piolhos, através da despistagem de cerca de 25% das aves em cada recinto, utilizando o mesmo método de deteção.

3.5 Importância da infestação por piolhos na produção de ovos:

A fim de analisar o impacto da infestação por piolhos na produção de ovos, comparou-se o desempenho de postura das aves um mês antes e um mês depois do tratamento inseticida.

3.6 Análise estatística

Os dados brutos e os resultados do exame parasitológico foram introduzidos num programa de folhas de cálculo Microsoft Excel e depois transferidos para o SPSS versão 16 para análise. A prevalência de ectoparasitas foi calculada como o número de amostras positivas dividido pelo número total de amostras examinadas. O qui-quadrado de Pearson (x^2) foi utilizado para avaliar a associação de diferentes variáveis com a prevalência de infestação por ectoparasitas. Os valores de p inferiores a 0,05 (a um nível de significância de 5%) foram considerados significativos em todas as análises. Os dados gerados durante o período de estudo foram analisados através da aplicação de um desenho estatístico adequado para tirar as conclusões relevantes para os objectivos estabelecidos para o estudo no âmbito deste relatório. Foi utilizado o teste do qui-quadrado para todos os dados (tabelas), exceto para o valor da produção de ovos, em que foi aplicado o teste t emparelhado. (IBM SPSS Versão 22)

Capítulo 4

4. RESULTADOS E DISCUSSÃO

Os artrópodes são pragas importantes das aves de capoeira em todo o mundo, incluindo na Índia, especialmente onde as práticas de gestão são deficientes. Em algumas zonas rurais, as galinhas fazem parte integrante da vida das aldeias e têm um valor social importante, mas as doenças são um dos principais obstáculos à expansão deste sector. Os piolhos são o artrópode mais comum das aves de capoeira. Assim, com o objetivo de enriquecer os nossos conhecimentos sobre a prevalência dos piolhos das aves de capoeira, foi realizada a presente investigação, na esperança de estabelecer uma linha de base para os futuros estudos neste domínio. Na maior parte das regiões, os esforços de controlo das doenças das aves são inexistentes, mínimos ou desconhecidos. Assim, no presente estudo, a eficácia de dois piretróides vulgarmente utilizados, *nomeadamente a* deltametrina e a cipermetrina, foi também testada quanto à sua eficácia e segurança no combate à infestação por piolhos. Além disso, tentou-se também avaliar o impacto económico da infestação por piolhos na produção de ovos.

Um total de 230 aves da região de Mumbai foi incluído no inquérito realizado de março a maio de 2015. Das 230 aves examinadas, 130 eram de explorações organizadas pertencentes a quatro raças diferentes, *nomeadamente* White Leghorn (WLH), Kadaknath, Aseel e Giriraj. As aves Desi (100) criadas em quintal de um sector não organizado também foram examinadas para detetar a presença de infestação por piolhos.

4.1 Prevalência de piolhos das aves de capoeira (quadro 1)

Do total de aves examinadas, 192/230 foram consideradas positivas para a presença de piolhos. A prevalência global da infestação por piolhos nas aves de capoeira da região de Bombaim foi de 83,48%. Todas as aves rastreadas do bando organizado (CPDO) estavam infestadas com piolho das aves de capoeira, ao passo que apenas 62/100 aves desi revelaram infestação por piolhos. A prevalência do piolho das aves de capoeira na exploração CPDO foi de cêntimos, enquanto as aves criadas em quintal apresentaram uma prevalência de 62%. Estatisticamente, houve uma diferença muito significativa (p<0,05) entre a prevalência do piolho das aves de capoeira no sector organizado e no sector não organizado. Isto pode dever-se à sobrelotação

e limitações de espaço nos bandos criados em explorações organizadas, ao contrário do que acontece no sector não organizado, onde as aves são soltas durante o dia e não entram em contacto próximo umas com as outras. Uma vez que os piolhos se propagam por contacto próximo, a taxa de prevalência foi mais elevada no sector organizado do que no sector não organizado. Estes resultados são contraditórios com os resultados relatados por Chaddha *et al.*, (2005) e Rani *et al.*, (2008) em Himachal Pradesh e Tamil Nadu, respetivamente, em que as aves de capoeira de quintal tinham uma maior prevalência de infestação por piolhos do que as aves de criação organizadas. A prevalência global de vários parasitas diferiu muito quando comparada com a presente observação. Tal pode dever-se a uma localização geográfica diferente, a variações sazonais e ao período de estudo. A literatura sobre este aspeto é muito escassa e há muito pouca informação disponível para comparar e confirmar a tendência revelada no presente estudo. Provavelmente devido ao potencial vetorial muito reduzido ou nulo, a infestação por piolhos não é levada a sério. Além disso, nas aves de capoeira, devido à plumagem, os piolhos não são facilmente visíveis, a menos que se observe cuidadosamente cada ave. Os resultados do presente concurso justificam definitivamente a realização de estudos mais elaborados que abranjam diferentes partes do Estado e do país.

4.2 Prevalência do piolho das aves de capoeira por espécie (quadro 2 e figura 1)

Neste estudo, foram encontradas seis espécies de piolhos mastigadores/piolhos mordedores. Os piolhos registados nas aves foram *Lipeurus caponis, Goniodes gigas, Menacanthus* spp, *Goniocotes gallinae, Cuclotogaster heterographus e Menopon gallinae*. Verificações semelhantes foram também registadas por Salam *et al.* (2009), Panda *et al.* (1992) e Kumar e Sahai (1974) no vale de Caxemira, Orissa e Bihar, respetivamente.

A partir do quadro, é evidente que a prevalência global de *Lipeurus caponis* (41,30%) foi a mais elevada, seguida da de *Cuclotogaster heterographus* (40,87%), *Menacanthus sp.* (31,74%), *Menopon gallinae* (18,70%), *Goniodes gigas* (4,35%) e *Goniocotes gallinae* (2,61%). Esta tendência também foi observada em explorações avícolas organizadas. Salam *et al.* (2009) também registaram resultados semelhantes no vale de Caxemira, com a maior prevalência de *Lipeurus caponis.* No entanto, no outro grupo, isto é, aves Desi,

Quadro 1: Prevalência de piolhos das aves de capoeira

Sector	Ave examinada	Aves positivas	Prevalência (%)
Organizado	130	130	100
Desorganizado	100	62	62
Total	230	192	83.48%

Quadro 2: Prevalência das espécies de piolhos das aves de capoeira e respectiva análise estatística

Piolhos	Sector Organizado (n=130)	Sector não organizado (n=100)	Total	Chi Valor quadrado	P-Valor	Observações
L.caponis	93 (71.54%)	2 (2.00%)	95 (41.30%)	112.736	0.000	Altamente significativo
C.heterographus	85 (65.38%)	9 (9.00%)	94 (40.87%)	74.358	0.000	Altamente significativo

Menacanto spp.	**34** (26.15%)	**39** (39.00%)	**73** (31.74%)	4.305	0.046	Significativo
M. gallinae	**25** (19.23%)	**18** (18.00%)	**43** (18.70%)	0.056	0.866	Não significativo
G. gigas	**2** (1.5%)	**8** (8.00%)	**10** (4.35%)	5.674	0.022	Significativo
G. gallinae	**2** (1.5%)	**4** (4.00%)	**6** (2.61%)	1.348	0.407	Não significativo

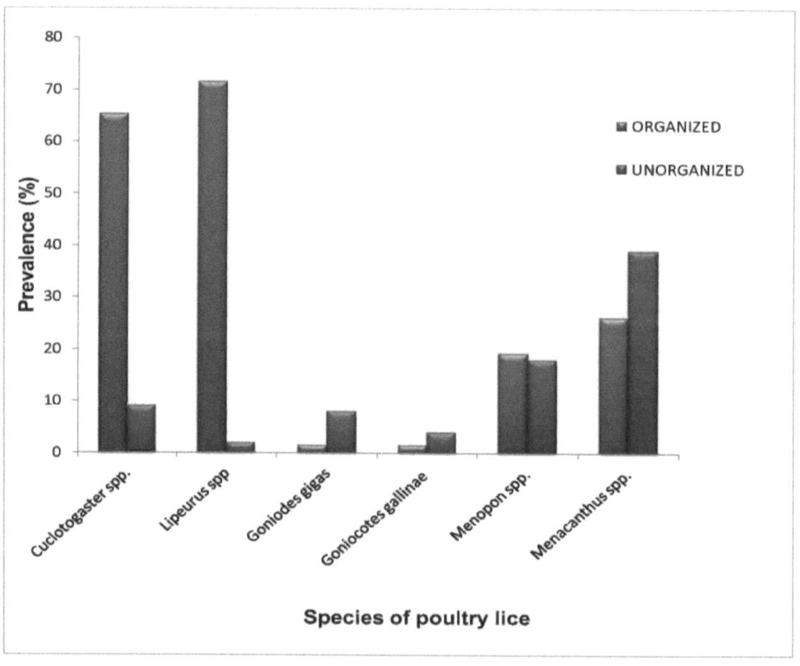

Fig. 1 Prevalência de piolhos de aves em função da espécie

A prevalência de *Menacanthus* spp. (39%) foi mais elevada, seguida pela de *Menopon gallinae* (18%), *Cuclotogaster heterographus* (9%), *Goniodes gigas* (8%), *Goniocotes gallinae* (4%) e *Lipeurus caponis* (2%). A diferença na taxa de prevalência da infestação por piolhos nas explorações avícolas organizadas e não organizadas incluídas no presente estudo foi estatisticamente significativa (p<0,05). A razão para esta discrepância na ocorrência de piolhos nas aves destes dois grupos não pode ser conclusivamente afirmada neste momento. No entanto, pode ser o reflexo da intimidade e da duração do contacto necessário para a transferência de piolhos de aves infestadas para aves limpas. A probabilidade de transferência do *Lipeurus caponis* e do *Cuclotogaster heterographus* exige um contacto muito íntimo e prolongado, pelo que, no presente estudo, a prevalência destes piolhos foi mais elevada no CPDO, uma vez que as aves estavam confinadas a uma área restrita em cada galinheiro. Em contrapartida, nas aves desi este fator não existia, pelo que se registou uma prevalência comparativamente baixa destas duas espécies. De facto, a prevalência de *Lipeurus caponis* foi a mais baixa. A outra razão para esta discrepância pode ser a área de distribuição dos piolhos no corpo, uma vez que estes também são específicos de uma região. Também neste concurso, a área coberta por *Menacanthus* spp. (piolho do corpo) e *Menopon gallinae* (área do eixo) era nitidamente maior do que a de outras espécies encontradas no presente estudo, proporcionando assim mais oportunidades para *Menacanthus* spp. e *Menopon gallinae* se transferirem com mais frequência, mesmo que a intimidade e a duração do contacto fossem de menor magnitude em aves desi de vida livre. Além disso, as regiões preferidas por *Menacanthus* spp. e *Menopon gallinae* não estão densamente cobertas de penas. Estes piolhos eram também mais activos do que os de outras espécies de piolhos e estas características poderiam também ser os factores que contribuem para a transferência de piolhos de aves infestadas para aves limpas. É claro que não existem provas sólidas para apoiar estas hipóteses. No entanto, estes parâmetros podem ser tidos em consideração nos estudos de transmissão relativos aos piolhos das aves.

Taxonomia:

Segue-se uma breve descrição das espécies encontradas:

Todas as espécies de piolhos que afectam as galinhas têm peças bucais adaptadas à mastigação (*Mallophaga*). Muitas espécies desta subordem alimentam-se de resíduos epiteliais da pele do hospedeiro ou de penas de aves. Nas espécies da subordem *Mallophaga*, o meso e o metatórax estão fundidos para formar uma única peça, à frente da qual o protórax é um segmento distinto e separado (Soulsby, 1982). As espécies de piolhos que afectam as galinhas são *Menacanthus* spp , *Menopon gallinae, Cuclotogaster heterographus, Lipeurus caponis, Goniodes gigas* e *Goniocoites gallinae.*

Menacanthus spp : (Prato 4)

O Menacanthus spp (piolho do corpo) é relativamente grande, com adultos de cerca de 3,5 mm de comprimento médio, e ocorre nas partes do corpo que não são densamente cobertas de penas, como o peito, a coxa e à volta do ânus (respiradouro). Os palpos e as antenas de quatro segmentos são distintos. Cada segmento abdominal apresentava duas filas dorsais (cobertura densa) de cerdas de comprimento médio. A descrição morfométrica está, de um modo geral, de acordo com a relatada por Soulsby (1982) e Fabiyi (1996).

Menopon gallinae : (Prato 5)

O M. gallinae (piolho do eixo) foi encontrado maioritariamente na coxa do corpo e nas penas do peito. O comprimento médio do adulto era de cerca de 2 mm e a sua cor era amarelo-pálido. Possui pequenos palpos e um par de antenas, dobrados em sulcos na cabeça. As suas antenas têm quatro segmentos e o abdómen tem uma cobertura esparsa de cerdas de comprimento pequeno a médio. Walker (1994) e Fabiyi (1996) também observaram estas características.

Cuclotogaster heterographus: (Prato 6)

O C. heterographus (piolho da cabeça) estava localizado na cabeça. Tem um corpo arredondado com uma cabeça grande e redonda. O comprimento médio do adulto era de cerca de 2,5 mm. Foram encontradas três cerdas longas que se projectam de cada lado da superfície dorsal da cabeça. O abdómen era em forma de barril na fêmea e mais alongado no macho. Achados semelhantes foram também registados por Smith, 2001 e Fabiyi, 1996.

Lipeurus caponis: (**Prato 7**)

O L. caponis (piolho da asa) era uma espécie alongada e estreita, medindo em média 2,2 mm de comprimento. Ocorria na parte inferior das penas grandes das asas e apresentava movimentos lentos. As patas eram estreitas e, caracteristicamente, o par posterior era cerca de duas vezes mais longo do que os dois primeiros pares. Na cabeça, à frente das antenas, existiam pequenas projecções angulares características. Esta descrição corresponde exatamente à encontrada por (Walker, 1994).

Goniodes gigas: (**Prato 8**)

Os G. gigas eram piolhos grandes, com cerca de 3 mm de comprimento e ocorriam nas penas do corpo. Eram de cor castanha. A cabeça era côncava posteriormente; produziu cantos angulares marcados nas margens posteriores e tinha duas cerdas grandes que se projectavam de cada lado da sua superfície dorsal. As antenas apresentavam cinco segmentos. Características semelhantes também foram observadas por Smith (2001).

Goniocoites gallinae : (**Prato 9**)

O G. gallinae (piolho da penugem) era o piolho mais pequeno encontrado nas aves de capoeira, com um adulto de 1,5 mm de comprimento. A cabeça era arredondada, com duas grandes cerdas salientes de cada lado da sua superfície dorsal. As antenas apresentavam cinco segmentos. Walker (1994) relatou uma morfologia semelhante.

4.3 Prevalência regional de piolhos das aves de capoeira (quadro 3,4,5,6,7 e 8 e figura 2,3,4,5,6 e 7)

No presente estudo, os piolhos foram recolhidos em quatro regiões diferentes do corpo das aves de capoeira, nomeadamente i. Cabeça e pescoço ii. Asa iii. Corpo e iv. Região da penugem. Neste estudo, a taxa de prevalência de infestação relativamente a cada espécie de piolho mostrou uma grande variação, que foi considerada estatisticamente significativa ($p < 0,05$). As espécies de piolhos encontradas no estudo mostraram uma especificidade regional diferente, que está tabelada na Tabela 4. A partir da tabela, é evidente que as regiões que mostraram maior prevalência foram o corpo, as asas e a cabeça e, comparativamente, a prevalência de piolhos na região da penugem foi nitidamente baixa. Este facto deve-se, obviamente, às espécies de piolhos encontradas no estudo e às suas preferências regionais inerentes. Entre as diferentes regiões definidas no presente estudo, apenas a região do corpo revelou a ocorrência de todas as espécies de piolhos encontradas no estudo. No entanto, mais de 85% dos casos revelaram a presença de *Menacanthus* spp , *Menopon gallinae* e *Lipeurus caponis* . No que respeita à região da cabeça, 80% dos casos revelaram *Cuclotogaster heterographus* e os restantes eram *Lipeurus caponis*. *Na região* da asa, mais de 90% dos casos revelaram *Lipeurus caponis* e *Cuclotogaster heterographus*, enquanto *Goniodes gigas* e *Goniocotes gallinae* não foram encontrados nestas regiões. Na região das asas, mais de 76% dos casos de infestação de penugem revelaram *Menacanthus* spp e *Menopon gallinae*, com ausência de *Cuclotogaster heterographus*. Se os dados forem analisados numa perspetiva diferente, é evidente que *o Cuclotogaster heterographus* foi encontrado principalmente na cabeça e nas asas e não se aventurou na região da penugem. Verificou-se uma tendência mais ou menos semelhante no caso de *Lipeurus caponis*. jjMas verificou-se que cobria uma área maior do corpo e ocorria em todas as regiões do corpo demarcadas no estudo. *Goniodes gigas* e *Goniocotes gallinae* foram encontrados apenas nas regiões do corpo e da penugem. *Menacanthus* spp e *Menopon gallinae revelaram uma* tendência semelhante, mas foram encontrados poucos espécimes também nas asas. A razão exacta para a especificidade regional, que foi observada por muitos outros, não pôde ser encontrada na literatura disponível: no entanto, pode dever-se a diferenças mínimas no microclima apresentado pelo hospedeiro em relação a cada região do corpo.

4.4 Prevalência de piolhos das aves de capoeira por raça

Foram incluídas no estudo quatro raças diferentes, a saber, WLH (cor branca), Kadaknath (cor preta), Giriraj (cor dourada) e Aseel (colorida), com o objetivo de descobrir se a cor das aves tinha alguma influência na ocorrência de piolhos. Todas as aves representativas, incluindo 25 de cada uma das raças WLH e Kadaknath e 40 de cada uma das raças Giriraj e Aseel, foram positivas para uma ou outra espécie de piolho. No entanto, estas diferentes raças não

Quadro 3: Prevalência regional dos piolhos das aves de capoeira

(n=230)

Piolhos	Cabeça	Asa	corpo	Fofura
C. hetergraphus	**88** (80%)	**28** (25.20%)	**10** (8.62%)	-
L.caponis	**22** (20%)	**74** (66.67%)	**26** (22.41%)	**1** (1.69%)
G.gigas	-	-	**4** (3.44%)	**9** (15.25%)
G.gallinae	-	-	**2** (1.72%)	**4** (6.78%)
M.gallinae	-	**3** (2.70%)	**31** (26.72%)	**14** (23.73%)
Menacanthus spp.	-	**6** (5.40%)	**43** (37.07%)	**31** (52.54%)
Total	**110** (57.29%)	**111** (57.81%)	**116** (60.42%)	**59** (30.73%)

Quadro 4: Prevalência regional de piolhos das aves de capoeira em WLH

(n=25)

Piolhos	Cabeça	Asa	Corpo	penugem
C. heterographus	**22** (88%)	**19** (76%)	-	-
L.caponis	**5** (20%)	**17** (68%)	**7** (28%)	-
G.gigas	-	-	-	-
G.gallinae	-	-	-	-
M.gallinae	-	-	**1** (4%)	**1** (4%)
Menacanthus spp.	-	-	**4** (16%)	-
Total	**23** (92%)	**25** (100%)	**12** (48%)	**1** (4%)

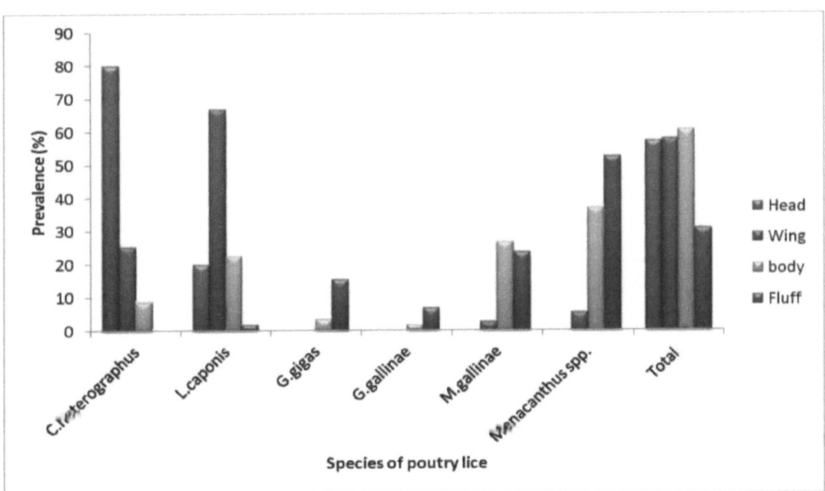

Fig. 2 Prevalência regional dos piolhos das aves de capoeira

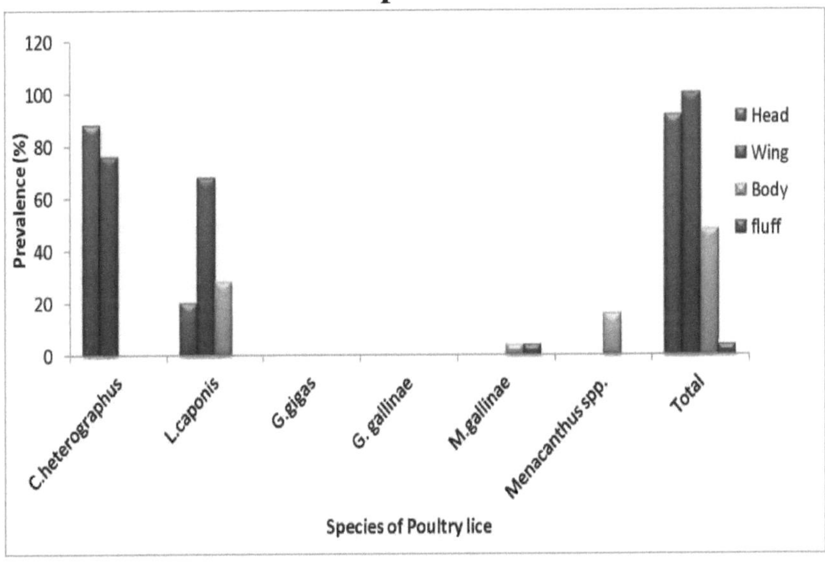

Fig. 3 Prevalência regional dos piolhos das aves de capoeira na WLH

Quadro 5: Prevalência regional do piolho das aves de capoeira em Kadaknath (n=25)

Piolhos	Cabeça	Asa	Corpo	Fofura
C. heterographus	**22** (88%)	**2** (8%)	-	-
L.caponis	**3** (12%)	**15** (60%)	**12** (48%)	-
G.gigas	-	-	**1** (4%)	**1** (4%)
G.gallinae	-	-	-	-
M.gallinae	-	-	**1** (4%)	-
Menacanthus spp.	-	-	**4** (16%)	**5** (20%)
Total	**23** (92%)	**16** (64%)	**18** (72%)	**6** (24%)

Quadro 6: Prevalência regional do piolho das aves de capoeira em Giriraj (n=40)

Piolhos	Cabeça	Asa	corpo	Fofura
C. heterographus	**16** (40%)	-	**10** (25%)	-

L.caponis	**5** (12.5%)	**14** (35%)	-	**1** (2.5%)
G.gigas	-	-	-	-
G.gallinae	-	-	-	**2** (5%)
M.gallinae	-	-	**16** (40%)	**3** (7.5%)
Menacanthus spp.	-	**1** (2.5%)	**9** (22.5%)	**4** (10%)
Total	**19** (47.5%)	**15** (37.5%)	**36** (90%)	**9** (22.5%)

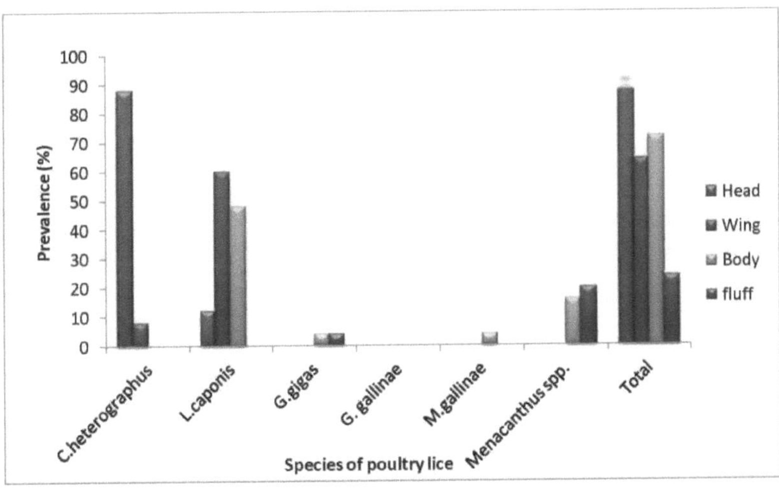

Fig. 4 Prevalência regional do piolho das aves de capoeira em Kadaknath

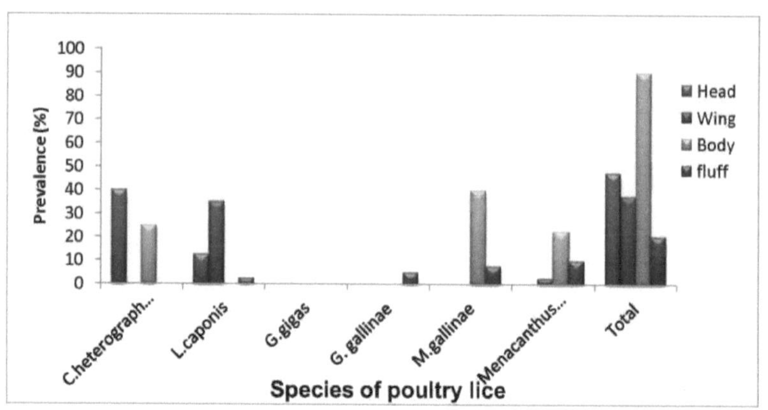

Fig. 5 Prevalência regional dos piolhos das aves de capoeira em Giriraj

Quadro 7: Prevalência regional do piolho das aves de capoeira em Aseel (n=40)

Piolhos	Cabeça	Asa	corpo	Fofura
C. heterographus	**19** (47.5%)	**7** (17.5%)	-	-
L.caponis	**9** (22.5%)	**26** (65%)	**14** (35%)	-
G.gigas	-	-	-	-
G.gallinae	-	-	-	-
M.gallinae	-	-	**1** (2.5%)	**3** (7.5%)
Menacanthus spp.	-	-	**7** (17.5%)	-

| Total | 25 (62.5%) | 32 (80%) | 22 (55%) | 3 (7.5%) |

Quadro 8: Prevalência regional do piolho das aves de capoeira em aves Desi (n=100)

Piolhos	Cabeça	Asa	corpo	Fofura
C. heterographus	**9** (9%)	-	-	-
L.caponis	-	**2** (2%)	-	-
G.gigas	-	-	**3** (3%)	**8** (8%)
G.gallinae	-	-	**2** (2%)	**2** (2%)
M.gallinae	-	**3** (3%)	**12** (12%)	**7** (7%)
Menacanthus spp.	-	**5** (5%)	**26** (26%)	**15** (15%)
Total	**9** (9%)	**11** (11%)	**38** (38%)	**29** (29%)

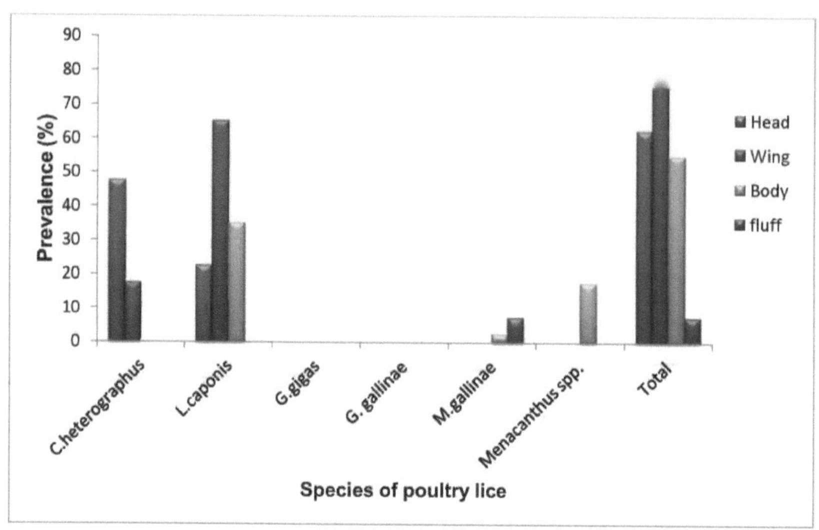

Fig. 6 Prevalência regional dos piolhos das aves de capoeira em Aseel

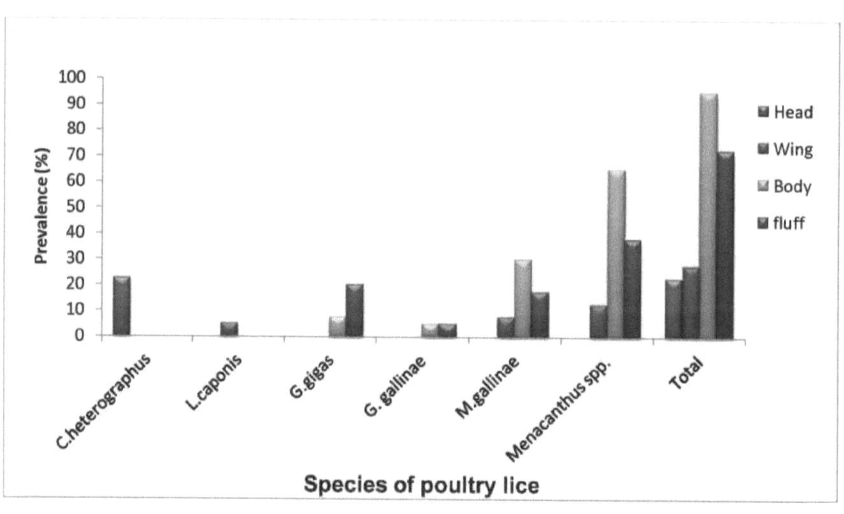

Fig. 7 Prevalência regional de piolhos de aves de capoeira em aves Desi

mostram diferenças estatisticamente significativas no que respeita à ocorrência de diferentes espécies de piolhos. Nos recintos de criação de aves de capoeira com WLH, *Lipeurus caponis* e *Cuclotogaster heterographus* foram as espécies predominantes, em comparação com *Menacanthus* spp e *Menopon gallinae*, que apresentaram uma prevalência ligeira, e *Goniodes gigas* e *Goniocotes gallinae* não foram encontrados. As aves pertencentes a outras três raças também apresentaram uma tendência semelhante, com exceção de dois casos de *Goniodes gigas* e dois casos de *Goniocotes galliane* em aves Giriraj. Verificou-se uma diferença significativa entre a ocorrência de piolhos em diferentes raças de galinhas (P<0,05). Neste momento, não estamos em condições de justificar a nossa conclusão sobre se a predisposição da raça desempenha algum papel na ocorrência de piolhos.

4.5 Prevalência de infeção simples e mista de piolho das aves de capoeira em diferentes raças (Quadro 9 e Fig. 8)

No presente inquérito, a ocorrência de duas espécies de piolhos (38,26%) foi muito comum, seguida da infestação por uma única espécie (26,52%). A incidência de ocorrência de quatro espécies de piolhos foi de 3,47%. Estes resultados são semelhantes aos registados por Kansal e Singh (2014) em Meerut.

4.6 Eficácia dos insecticidas (placas 10 e 11)

Foi realizado um ensaio para estudar a eficácia dos dois insecticidas habitualmente utilizados, ou seja, a deltametrina e a cipermetrina. Todas as aves foram inspeccionadas aleatoriamente nos dias 2nd , 4th , 7th e um mês após a aplicação do inseticida, para verificar a presença de quaisquer malófagos sobreviventes. Verificou-se que todas as aves estavam livres de infestações parasitárias durante cerca de um mês. Por conseguinte, os resultados da presente experiência demonstraram que os compostos insecticidas cipermetrina e deltametrina, quando aplicados em concentrações específicas, foram 100 % eficazes contra os piolhos das galinhas. O facto de todos os medicamentos terem sido aplicados apenas uma vez e de não haver galinhas infectadas até aos 30th dias após o tratamento,

Quadro 9: Prevalência de infeção única e mista de piolhos das aves de

capoeira em diferentes raças

Raça	Sem infeção	Individual	2 Espécies	3 Espécies	4 Espécies
WLH	0 (0.00%)	0 (0.00%)	14 (56.00%)	10 (40.00%)	1 (4.00%)
Kadaknath	0 (0.00%)	3 (12.00%)	11 (44.00%)	7 (28.00%)	4 (16.00%)
Giriraj	0 (0.00%)	10 (25.00%)	18 (45.00%)	10 (25.00%)	2 (5.00%)
Aseel	0 (0.00%)	9 (22.50%)	22 (55.00%)	8 (20.00%)	1 (2.50%)
Desi	36 (36.00%)	39 (39.00%)	20 (20.00%)	5 (5.00%)	0 (0.00%)
Total	36 (15.65%)	61 (26.52%)	88 (38.26%)	40 (17.39%)	8 (3.47%)

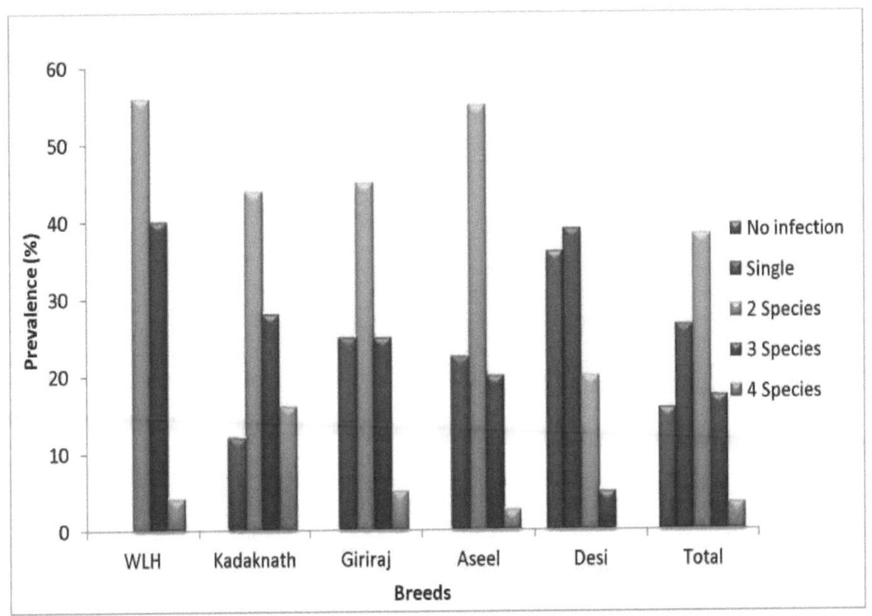

Fig. 8 Prevalência de infeção simples e mista de piolhos de aves de capoeira em diferentes raças

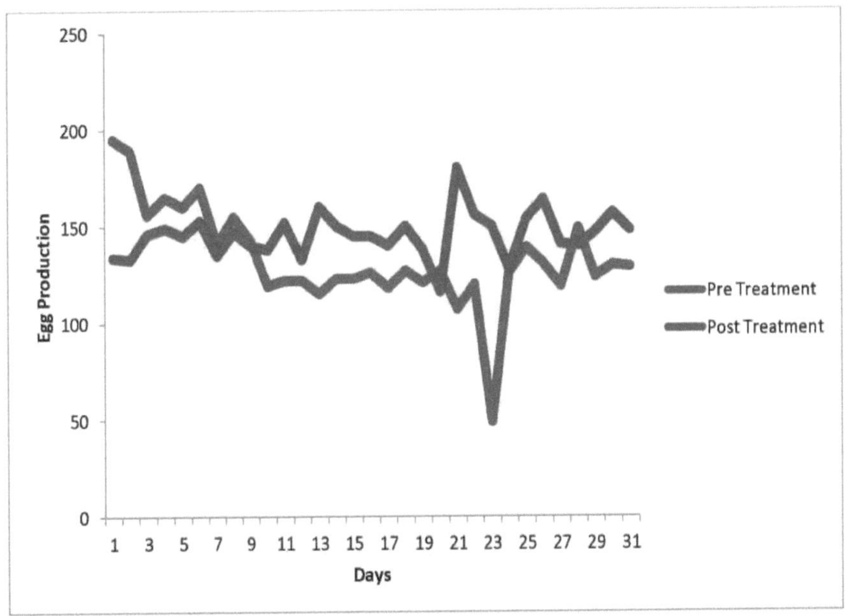

Fig. 9 Efeito dos piolhos na produção de ovos

merece ser mencionado. Estas conclusões estão em conformidade com as conclusões de Prelezov *et al* (2013) da Bulgária. Tendo em conta que o desenvolvimento embrionário de Mallophaga, desde a postura dos ovos até à eclosão das larvas, dura 4 a 8 dias, bem como o facto de o ciclo biológico dos piolhos mastigadores se completar em 2 a 3 semanas, pode afirmar-se que o tratamento único com os dois insecticidas testados na presente experiência põe termo à invasão dos piolhos mastigadores. A literatura sobre o tratamento da infestação por piolhos é escassa, com exceção de alguns livros didácticos (Soulsby,1982 e Bhatia *et al*,2007). De facto, o método de aplicação de inseticida implementado no presente estudo também não é amplamente recomendado na literatura, mas é utilizado no CPDO. A aplicação de pó é o único método de aplicação de inseticida unanimemente recomendado. No entanto, este método implica o manuseamento de cada ave individualmente e o manuseamento excessivo das aves poedeiras pode provocar peritonite. Por esta razão, o presente estudo utilizou a pulverização de soluções de cipermetrina e deltametrina para o tratamento das aves infestadas.

4.7 Impacto económico da infestação por piolhos: (Fig. 9)

Os piolhos, embora não suguem sangue nem transmitam doenças, são principalmente responsáveis por causar grande incómodo através de lesões cutâneas, irritação e perturbação do sono. Estes eventos são relatados como sendo a causa da perda de produção de ovos (Edgar *et al*,1945). Assim, no presente estudo, a produção de ovos um mês antes e um mês depois do tratamento dos bandos WLH e Aseel foi comparada para avaliar a sua importância económica. O exercício revelou um aumento estatisticamente significativo (P<0,05) na produção de ovos após o tratamento com deltametrina e cipermetrina. Por conseguinte, pode concluir-se que a presença de piolhos no corpo das galinhas teve um efeito adverso no potencial de produção das aves, reduzindo assim as margens de rentabilidade. De Vaney (1975), que efectuou um ensaio semelhante no Texas, opinou que a infestação de piolhos pode reduzir significativamente a produção de ovos, bem como a diminuição do tamanho do ovo.

RESUMO E CONCLUSÃO

1. O estudo no âmbito deste relatório foi realizado para obter dados básicos sobre a prevalência, o tratamento e o aspeto económico dos piolhos das aves de capoeira na região de Bombaim entre março e maio de 2015.

2. Foi efectuado um rastreio da presença de piolhos num total de 230 aves, das quais 130 eram de uma exploração avícola comercial (CPDO, Mumbai) pertencentes a quatro raças diferentes, *nomeadamente* White Leghorn (WLH), Kadaknath, Aseel e Giriraj. Além disso, foram também incluídas no estudo 100 aves Desi criadas em explorações de quintal de um sector não organizado. A prevalência global de piolhos das aves de capoeira foi de 83,48%. No sector organizado, a prevalência foi de 100%, enquanto no sector não organizado a prevalência foi de 62%.

3. As seis espécies de piolhos encontradas no estudo foram identificadas como *Lipeurus caponis*, *Cuclotogaster heterographus*, *Menopon gallinae*, *Menacanthus* spp, *Goniodes gigas* e *Goniocotes gallinae*. Entre todas as aves examinadas, *Lipeurus caponis* (41,30%) foi a espécie mais predominante. As outras espécies de piolhos

encontradas, por ordem decrescente de prevalência, foram *Cuclotogaster heterographus* (40,87%), *Menacanthus sp.*(31,74%), *Menopon gallinae* (18,70%), *Goniodes gigas* (4,35%) *e Goniocotes gallinae* (2,61%).

4. No presente estudo, os piolhos recolhidos foram classificados em quatro regiões diferentes do corpo: i. Cabeça e pescoço, ii. Asa, iii. Corpo e iv. Região da penugem. A taxa de prevalência da infestação em relação a cada espécie de piolho mostrou uma grande variação, que foi estatisticamente significativa ($p<0,05$). Com a ajuda dos dados gerados por este estudo, concluímos que os piolhos são altamente específicos de uma região.

5. O presente ensaio inseticida sugere que, quando o composto inseticida (cipermetrina e deltametrina) foi utilizado numa concentração específica, foi 100 % eficaz na eliminação dos piolhos de Mallophagan.

6. Os registos de produção de ovos analisados após o tratamento denotam um aumento significativo da produção, o que também sugere que a infestação por piolhos teve um efeito adverso no crescimento e na produção.

Devido à escassa informação disponível na literatura sobre a prevalência de piolhos das aves de capoeira na Índia, os insecticidas habitualmente utilizados e o efeito dos piolhos na produção avícola. Recomenda-se a realização de investigação em grande escala sobre a prevalência de diferentes espécies de piolhos e os seus efeitos nocivos no hospedeiro.

BIBLIOGRAFIA

Alicata, J. E., F. G. Holdaway, J. H. Quisenberry e D. D. Jensen (1946) Observations on the comparative efficacy of certain old and new insecticides in the control of lice and mites of chickens. Poultry Sci. 25:376-380.

Audi, A. H. e A. M.Asmau (2014) Prevalência do piolho das aves, *Menacanthus Cornutus* (Pthiraptera: Amblycera) em quatro explorações avícolas seleccionadas no Estado de Kano, Nigéria. Bayero Journal of Pure and Applied Sciences. 7(1): 142 - 146.

Bhatia ,B .B ., K .M. L. Pathak e D .P .Banarjee (2007) A textbook of veterinary parasitology.2nd edition, Kalyani publishers. Pp: 224 -226.

Bindulakshmanan, R. R. e H. Subramanian (2007) Lice infestation in domestic birds ofwayanad, kerala. Indian J. Poult. Sci.,42(3):342-344.

Chaddha, D., R. K. Agnihotri e R.Katoch (2005) Incidence of ectoparasites in poultry in Palam valley of Himachal Pradesh, J.Vet.Parasitol. 19:57-58.

Chandra, S., G. P. Agarwal e A. K. Saxena (1990) Seasonal changes in a population on *Menacanthus eurysternus* (Mallophaga : Amblycera) on the common Myna, *Acridotheres tristis*. Int. J. Parasitol. 20:1063-1065.

Deshpande, K.Y. (1962) Systematic studies on ectoparasite of birds. Tese apresentada ao Konkan Krishi Vidyapith.

De Vaney, J. A. (1976) Effects of the chicken body louse *Menacanthus stramineus* on caged layers, Poultry Sci. 55: 430-435.

Edgar, S.A. e D. F. King (1950) Effects of the body louse *Menacanthus stramineus* on mature chickens, Poultry Science. 29: 214-219.

Fabiyi, J.P., 1996. Associação entre a duração da estação húmida e a distribuição geográfica dos padrões de diferentes espécies de piolhos mastigadores (Mallophaga: Insecta) que infestam as galinhas domésticas na Nigéria. J. Parasitol, 82: 1034-1036.

Goel, S., R. Rastogi e H. S. Singh (2005) Prevalência, intensidade e taxa de infestação de parasitas Phthirapteran em aves de capoeira, *Gallus gallus domesticus*, Uttar Pradesh, J.Zoology. 25(2):157-162.

Jain, P. C. e A. Jain (2006) Textbook of entomology and acarology ,1st edition , Medical publishers. pp: 31-38.

Khater, H.F., M. M. Shorbagy, S. A. Seddiek (2014) Eficácia lousicida do óleo de cânfora, d-fenotrina e deltametrina contra o piolho do pombo esguio, Columbicola columbae , International Journal of Veterinary Science and Medicine . 2: 7-13.

Kansal,G. and H.Singh (2014) IOSR Journal of Agriculture and Veterinary Science (IOSR-JAVS) e-ISSN: 2319-2380, p-ISSN: 2319-2372.Volume 7, Issue 1 Ver. I, PP 55-582.

Kumar, A e B. N. Sahai (1974) On the incidence of poultry lice in deshi fowl , Indian J. Anim.Hlth. 12:165-166.

Mekuria, S. e , E. Gezahegn (2010) Prevalência de parasitas externos de aves de capoeira em explorações de criação intensiva e de quintal na cidade de Wolayta Soddo, no sul da Etiópia, Veterinary World. 3(12):533-538.

Mullen, G. R. e A. L. Durden (2002) Medical and Veterinary Entomology. Academic Press, Londres. pp: 296.

Njunga, G. R. (2003) Ecto and haemoparasites of chickens in Malawi with emphasis on the effect of chicken louse, menacanthus cornutus. Universidade Real de Veterinária e Agricultura, Frederiksberg, Dinamarca. Pp: 173-195.

Panda, D.N., M. R. Panda e S.C. Mishra (1992) Prevalence of ectoparasites on deshi fowls, Orissa Vet. J., 17(3-4):137-141.

Prelezov, P. N. e V. T. S. Koinarski (2006). Variedade de espécies e estrutura populacional de Mallophaga (Insecta: Phthiraptera) em galinhas na região de Stara Zagora, Bulgária. J. Veterinary Medicine. 9 (3): 193-200.

Quigley, G. D., e E. N. Cory (1946) The utility of DDT for the control of poultry ectoparasites, Poultry Sci. 25:419-423.

Rani, N., L. John e S. A. Basith (2008) Prevalence of ectoparasites of chicken reared under different systems of management, Journal of Veterinary Parasitology. 22(2): 93-94.

Roberts, I. H. e H. O. Peterson (1947) Hexachlorocyclohexane- a fumigant for the control of chicken lice, Poultry Sci. 26:588-593.

Salam, S. T., M. S. Mir, A. R. Khan (2009) Prevalência e variação sazonal da carga ectoparasitária em galinhas criadas ao ar livre no vale de Caxemira, Trop Anim Health Prod . 41:1371-1376.

Saxena, A. K., A. Kumar, S. K. Singh e Surman (1996) Prevalência de

Menopon gallinae. Linne (Phthiraptera:Amblycera) em aves de capoeira de Garhwal, J. Parasitic Diseases, 19:69-72.

Saxena, A. K., S. Kumar, N. Gupta e S. K. Singh (2004) ,Prevalence of phthirapteran ectoparasitic insects on domestic hens of Rampur (U.P.), Journal of Parasitic Diseases Vol. 28 (1): 57-60.

Sen, S. K. e Fletcher, T.B. (1962) Veterinary Entomology and Acarology for India, 1st Edn. p98-120. ICAR. Nova Deli.

Singh, S. K. (1999) Ecology of phthirapterans infesting pigeon in Dehradun. Tese de doutoramento, Universidade H.N.B. Garhwal, Srinagar (Garhwal). pp: 150.

Smith, V. S. (2001) A filogenia do piolho das aves (Phthiraptera: Ischnocera): um estudo cladístico baseado na morfologia. *Zool. J. Linnean Soc.* 132: 81-144.

Soulsby, E. J. L. (1982) Helminths, Arthropods and Protozoa of Domesticated animals. 7ª edição, Londres.

Sychra, O., F.Kaunek, I.Papousek, M.Apek, J. M. Cardenas-Callirgos, S. Franco e I. Literak (2008) Chewing lice (Phthiraptera: Amblycera et Ischnocera) from wrens (Passeriformes:Troglodytidae), with description of a new species of Myrsidea, Ata Entomologica Musei Nationalis Pragae . 54(1):1-27.

Trivedi, M.C., A. K. Saxena, B. R. Rawat (1992) Incidence Of Mallophaga On Poultry Of Dehradun(india), Angrew Parasitol.33:69-78.

Walker, A. (1994) The Arthropods of Humans and Animals. A Guide to Preliminary Identification. Centro de Medicina Veterinária Tropical, Universidade de Edimburgo. REINO UNIDO.

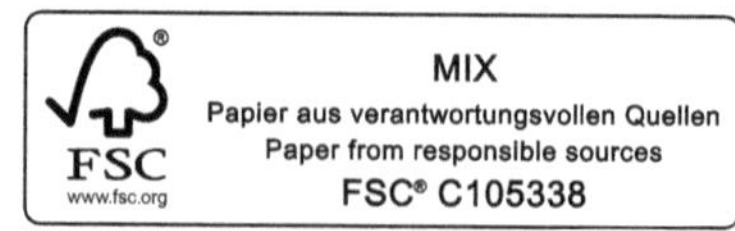

Printed by Books on Demand GmbH, Norderstedt / Germany